AF296684

DE L'ACTION PHYSIOLOGIQUE ET THÉRAPEUTIQUE

DES

EAUX DE LA BOURBOULE

Rapport, présenté à l'Académie à la suite de sa Mission

PAR

M. Félix BERNARD

Interne des Hôpitaux de Paris, Stagiaire de l'Académie aux Eaux
Minérales.

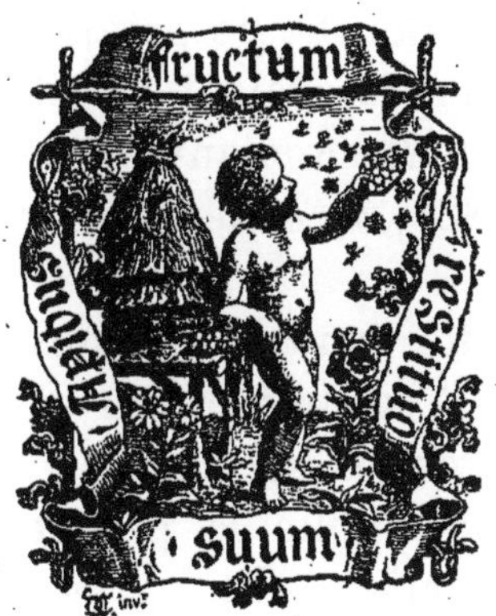

PARIS

SOCIÉTÉ D'ÉDITIONS SCIENTIFIQUES

4, RUE ANTOINE-DUBOIS, 4

—

1893

DE L'ACTION PHYSIOLOGIQUE ET THÉRAPEUTIQUE

DES

EAUX DE LA BOURBOULE

Rapport présenté à l'Académie à la suite de sa Mission (1)

PAR

M. Félix BERNARD

Interne des Hôpitaux de Paris, Stagiaire de l'Académie aux
Eaux Minérales.

Historique.

Les eaux de la Bourboule paraissent avoir été connues
des Romains qui possédaient un établissement thermal
au Mont-Dore ; une fosse datant de l'époque gallo-romaine,
découverte en 1821, vient témoigner de leur haute anti-
quité.

Malgré cela, elles sont longtemps oubliées, et il faut
arriver au XVIIe siècle pour en trouver quelque men
tion dans des ouvrages spéciaux.

En 1828, Lecoq publie le premier travail chimique
complet sur la matière. Citons, en 1862, les travaux de
MM. Lefort et Peironnel.

Puis, quelques années plus tard, Gueneau de Mussy, en
faisant connaître au monde médical le résultat d'études
entreprises sur l'emploi de ces eaux, achève de les tirer
de l'oubli.

Gubler, réhabilitant, après 1870, les eaux minérales
françaises, signale, dans son « Cours de thérapeutique »,
la Bourboule comme la première des eaux arsenicales.

(1) Travail récompensé par l'Académie.

Depuis, les travaux se multiplient. Grâce à ces recherches et à ces hauts patronages, grâce aussi aux grands travaux d'aménagement et d'installation accomplis ces dernières années, l'eau de la Bourboule, presque inconnue hier, est aujourd'hui l'une des plus utilisées en thérapeutique.

Généralités.

La Bourboule est située dans la vallée de la Dordogne, à 852 m. d'altitude.

Protégée au nord et à l'Ouest, cette vallée est ouverte au Midi et au Levant.

La température y est assez variable pendant les quatre mois que dure la saison.

Le régime météorologique est celui des pays de montagne.

Les moyennes mensuelles de la température, observées à onze heures du matin sont de 17°9 en juin, 21°9 en juillet, 22°1 en août et 18°44 en septembre. La moyenne des jours de pluie est de 8 en juin, 4 en juillet, 3,5 en août.

« La Bourboule est bâtie dans un bassin formé de terrains de sédiment qui reposent sur le granit.

En creusant les puits, on rencontre successivement des alluvions, des tufs trachytiques d'aspect varié, des tufs sableux ou mêlés de fragments de granit ; d'autres tufs trachytiques, des grès ou tufs granitiques, et le granit » (A. Henri).

Sources existant actuellement à la Bourboule.

En 1865, il y avait à la Bourboule les sept sources suivantes : du Grand-Bain, du Bagnassou, du Coin, des Fièvres, de la Rotonde, du Communal, et Nouvelle.

Actuellement, ces sources sont taries, à la suite des sondages qui ont fait jaillir les nouvelles sources, c'est-à-dire, Choussy, Perrière, de Sedaiges, de la Plage, et Fenestre.

	Sources de la Compagnie (Anal. de MM. Bouis et Lefort 1878)					Sources nouvellement découvertes (propriété particulière). An. de l'Éc. des mines (1891 et 1892) pour les sources Clémence et Henry. Anal. de M. Parmentier, professeur à la Faculté des sciences de Clermont pour la source Marie-Rose.		
	Perrière Choussy	Sedaiges	La Plage	Fenestre I	Fenestre II	Clémence	Henry	Marie-Rose
Débit	388 l. 5 par m.	94 l.	12 lit. 8	28 lit. 2	30 lit. 2	12 lit.	2400 lit. par 24 h. 20000 à la pompe	90 lit.
Température (Lamarle)	56°5 à la surface 60°1 au fond	49°4 50°5	27°6	19°1	19°2	13°	10°	18°5
Arséniate de soude	**0.02847**	**0.02776**	**0.00776**	**0.00387**	**0.00418**	**0.0088**	**0.0076**	**0.005**
Acide carbonique libre	**0.0518**	**0.1662**	**0.2660**	**0.0336**	**0.1654**	**0.9890**	**2.1630**	**0.936**
Chlorure de sodium	**2.8406**	**2.6102**	**1.7011**	**0.1626**	**0.1860**	**2.5650**	**2.5690**	**0.916**
» de potassium	0.1623	0.1427	0.1235	0.0129	0 0310	0.2450	0.2310	—
» de *lithium*	*indices*	*indices*	*indices*	*indices*	*indices*	traces	traces	—
» de magnésium	0.0320	0.0243	0.0180	—	—	—	—	—
Bicarbonate de soude	**2.8920**	**2.1106**	**1.6265**	**0.5862**	**0.9357**	**1.3610**	**0.9930**	**0.790**
» de chaux	0.1905	0.1501	0.1390	0.0206	0.0234	0.2820	0.5760	0 193
» de magnésie	—	—	—	0.0115	0.0048	0 4928	0.2436	0 095
» de fer	—	—	—	0.0125	0.0197	0.0520	—	0.017
» de potasse	—	—	—	—	—	—	—	0.093
» de lithine	—	—	—	—	—	—	—	0.004
Sulfate de soude	0.2084	0.1780	0.1231	0.0218	0.0372	0.2250	0.2590	0.117
Peroxyde de fer	0 0021	0.0018	0.0007	—	—	—	—	—
Oxyde de manganèse	indices	indices	indices	indices	indices	—	—	—
Acide silicique	0.1200	0.1170	0.1000	0.0796	0.0794	—	—	0.103
Silicate de soude	—	—	—	—	—	0.2350	0.2300	—
Borate de soude	—	—	—	—	—	—	—	traces
Alumine	indices	indices	indices	indices	indices	—	—	0.005
Bicarbon. de magnésie	—	—	—	—	—	—	—	traces
Matières organiques	indices	indices	indices	indices	indices	traces	—	traces
Chlorures de cœsium et de rubidium	—	—	—	—	—	—	—	Quantité très sensible
Totaux	6.4997	5.5009	4 0979	0.9413	1.4826	6.4556	7.2722	3.276

Toutes ces sources appartiennent à la Compagnie des Eaux de la Bourboule.

En 1892, trois sources nouvelles viennent d'être découvertes dans une propriété particulière, ce sont les sources Clémence, Henry et Marie-Rose.

Nous donnons les analyses de ces différentes sources. L'eau du puits Perrière possède sensiblement les mêmes éléments que celle de Choussy, et l'on sait d'ailleurs que les deux sources communiquent.

En outre des éléments indiqués dans le tableau, M. Riche y a trouvé 0 gr. 017 m. de chlorure de lithium, et l'on sait que certains médecins, tels que Martineau et Huchard, attachent une certaine importance à la lithine dans la cure du diabète.

Caractères de l'eau de la Bourboule.

L'eau de la Bourboule, et nous parlerons surtout de l'eau de Choussy-Perrière, la plus utilisée, est limpide, légèrement gazeuse, d'une saveur salée. Sa densité est de 1005.

Il s'y forme, dans certaines conditions spéciales, des algues étudiées par MM. Danjoy et Paul Petit, appartenant aux genres *spirulina, oscillaria, nodularia, navicula*, et qui ne pourraient vivre que dans cette eau.

Enfin, signalons les dépôts ocracés dont se recouvrent à la longue les objets en contact avec l'eau de la plupart de ces sources.

A quelle classe d'eaux minérales doit-on rattacher les eaux de la Bourboule ?

L'énorme proportion d'arsenic contenue dans ces eaux avait conduit Bazin à leur attribuer la dénomination exclusive d'eaux arsenicales. M. Durand-Fardel réagit contre cette dénomination. Il les rattache à la classe des eaux chlorurées bicarbonatées, et, trouvant que la valeur attachée à leur qualité arsenicale a été exagérée, fait surtout mention de leurs deux autres principes dominants, le chlorure de sodium et le bicarbonate de soude.

La plupart des auteurs se rangent à l'avis de Bazin. Ce qui, en effet, fait l'incontestable originalité des eaux de la Bourboule, tant au point de vue de leur composition qu'à celui de leurs propriétés thérapeutiques, c'est leur teneur en arsenic. On pourrait les appeler des eaux arsenicales chlorurées bicarbonatées.

Ceci s'applique surtout à l'eau Choussy-Perrière.

Remarquons la grande analogie que présentent d'autres eaux, comme celles du puits de la Plage et celles de la source Clémence, avec certaines eaux chlorurées bicarbonatées ou bicarbonatées chlorurées de Durand-Fardel, telles que Saint-Nectaire et Royat.

Emploi et distribution de l'eau dans les établissements.

La Compagnie n'utilise que l'eau Choussy-Perrière et l'eau de Fenestre. L'eau des nouvelles sources, Clémence et Henry, n'a été, jusqu'ici, employée qu'en boisson.

L'installation thermale comprend trois établissements de 1re, 2e, 3e classe, c'est-à-dire, les établissements des Thermes, Choussy et Mabru. Le Directeur de la Compagnie a bien voulu nous remettre la note suivante sur la distribution de l'eau dans ces trois établissements:

« Pendant la saison thermale, une seule pompe puise l'eau soit dans le puits Choussy, soit exceptionnellement dans le puits Perrière, en cas d'accident arrivé à la première pompe.

On sait que les deux puits, situés à 4 mètres l'un de l'autre, donnent l'eau minérale sortant du même griffon, et que leur niveau est constamment le même.

L'eau *Choussy-Perrière* est employée pure dans les différents services des trois établissements, sauf pour les bains et les douches où sa température est tempérée par un mélange avec l'eau minérale des sources Fenestre (dans la proportion d'un quart environ pour les bains).

Etablissement Mabru.—Placé à une trentaine de mètres du puits, il reçoit directement l'eau minérale, mais avec la pression que lui donne le réservoir, dit réservoir Monier (1,500 mètres cubes), avec lequel il est en communication constante.

Etablissement Choussy.—L'eau minérale y arrive après avoir passé par le réservoir Choussy, qui est creusé dans le rocher de la Bourboule et conserve à l'eau presque toute sa température originelle.

Dans les deux établissements Mabru et Choussy, l'eau Choussy-Perrière alimente les différents services (buvettes, bains, pulvérisations, inhalations, bains de pieds, etc.), avec la pression due aux réservoirs. Les grandes douches et les douches de cabinet sont préparées à l'aide de mélangeurs, et dans une bâche spéciale.

Etablissement des Thermes. — L'eau Choussy-Perrière y est envoyée directement par une conduite en communication latérale avec le grand réservoir Monier qui donne à l'eau la pression voulue pour les différents services (buvettes, inhalations, pulvérisations, etc., etc.) Au moment précis de très grande consommation, alors qu'on remplit les 80 baignoires des Thermes, l'eau des réservoirs se mêle à celle venant du puits ; pendant le reste du temps, l'eau du puits va alimenter les buvettes, les pulvérisations et services accessoires, et l'excédent de débit de la pompe se rend dans le réservoir Monier dans lequel, par suite, l'eau se renouvelle constamment.

Les grandes douches et les douches locales sont préparées dans des bâches avec la température et la pression voulues. Dans quelques cabinets, on donne des bains prolongés avec l'eau Choussy-Perrière pure et refroidie, pour traitements spéciaux. »

Le Directeur de la Compagnie,
LAMARLE.

Modes d'administration des Eaux.

La bonne installation des établissements permet d'utiliser l'eau minérale de toute manière.

Les bains sont donnés généralement à la température de 35° pendant 20 à 30 minutes.

Dans certains cas, l'on emploie les bains très chauds, les bains prolongés, les bains de piscine.

Les bains locaux, bains de siège, bains de pieds sont ordonnés quelquefois ; il en est de même des bains de vapeur. Les douches locales, générales, écossaises, de vapeur sont aussi employées.

Enfin, il existe des salles spéciales de humage, de pulvérisation, d'inhalation.

L'eau en boisson est prise à dose variant, suivant les médecins et suivant les cas, de 200 gr. à 1 litre par jour.

Généralement les malades ne dépassent guère la dose de 500 gr. à laquelle ils arrivent progressivement en commençant par 150 ou 200 gr.

Action physiologique des Eaux de la Bourboule.

L'action physiologique des Eaux de la Bourboule est due surtout à l'arsenic qu'elles renferment. Certes, on doit tenir compte de leur composition si complexe ; mais de là à admettre, comme l'ont fait certains auteurs, que l'effet de leur arsenic est en partie contre-balancé par celui de leur chlorure de sodium, à affirmer l'antagonisme de ces deux principes, il y a loin. On doit donc se ranger à l'opinion de Gubler :

« L'eau de la Bourboule, dit-il, agit certainement comme *eau arsenicale*, et son action pharmaco-dynamique, due à l'arsenic, n'est certes pas diminuée par les effets physiologiques du chlorure de sodium qu'elle renferme. » (Gubler. Comptes rendus de la Société thérapeutique.)

Quelles que soient, du reste, les modifications apportées dans l'économie par l'usage de l'Eau de la Bourboule, elles ont lieu, le plus souvent, à l'insu du malade qui ne s'aperçoit généralement de leur bon effet qu'à la fin de la cure.

C'est dire que l'on a considérablement exagéré la fréquence de la *poussée*. Les symptômes divers que l'on a décrits sous ce nom, troubles digestifs, nerveux, respiratoires, cutanés, sont excessivement rares.

Tel est l'avis de plusieurs médecins de la station.

La plupart des baigneurs que j'ai interrogés, n'avaient remarqué aucun symptôme insolite. Moi-même, après avoir bu à plusieurs reprises, pendant plusieurs jours de suite, d'assez fortes doses d'eau minérale, n'ai observé le moindre trouble, ni ressenti le plus léger malaise.

Je signalerai cependant les divers phénomènes que l'on a pu constater parfois au cours du traitement.

APPAREIL DIGESTIF. — A dose modérée, l'eau en boisson excite l'appétit. Les troubles digestifs signalés par les auteurs, anorexie, constipation, diarrhée, paraissent exceptionnels et plutôt dus aux changements d'habitudes, à la nourriture abondante et variée des tables d'hôte, qu'à la qualité de l'eau absorbée.

Certains malades, à qui l'on ordonne d'emblée de fortes doses, peuvent en être incommodés, mais qui sait si, dans ces cas, l'eau n'agit pas par indigestion ?

Du reste, si l'on redoute des accidents dans certains cas où il est nécessaire de faire absorber de grandes quantités d'eau, comme dans certaines maladies de la peau, peut-être pourrait-on mettre à profit les idées de Chapuis, de Lyon, et faire entrer dans le régime de fortes proportions de beurre et de matières grasses. On sait, en effet, d'après les recherches de cet auteur, que les corps gras ont pour effet de retarder l'absorption de l'arsenic et de permettre d'en tolérer de plus fortes doses.

Foie. — L'on sait que l'arsenic éprouve une véritable prédilection pour cet organe où il se localise le plus volontiers. Rien d'étonnant, d'après cela, à ce que l'on ait observé des poussées de congestion légère chez des sujets prédisposés. Le docteur Choussy aurait vu même survenir, chez trois malades, des accidents inflammatoires aigus qui auraient abouti à une hépatite suppurée.

Il en résulte, malgré la rareté de ces faits, l'obligation pour le médecin de surveiller attentivement cet organe pendant toute la durée de la cure et même d'interdire les eaux aux sujets qui ne lui paraîtraient pas complètement indemnes sous ce rapport.

Appareil respiratoire. — On a signalé l'ampleur des mouvements respiratoires qui s'accroît d'une façon sensible; la respiration est facilitée. Toutefois il est difficile ici de distinguer la part que l'on doit faire à l'eau minérale et celle qui revient à l'influence de l'altitude. Citons aussi certains mouvements fluxionnaires qui se produisent parfois, surtout chez des sujets déjà atteints du côté des muqueuses respiratoires, et qui se traduisent par du coryza, de la toux, une bronchite légère.

Ces symptômes, vraisemblablement dus à un phénomène d'élimination, peut-être aussi à l'altitude, ne s'observent pas chez les sujets dont les voies respiratoires sont indemnes. Néanmoins, l'on doit en tenir compte, et, suivant l'expression du Dr Nicolas, n'administrer l'arsenic, dans les cas suspects, « que l'oreille sur la poitrine ».

Circulation. — L'action de l'arsenic à faibles doses sur la circulation générale est très discutée. C'est ainsi que les uns admettent une accélération du pouls et des contractions cardiaques, d'autres un ralentissement.

La plupart des auteurs qui ont écrit sur la Bourboule admettent cependant que l'eau minérale active la circulation, et ils expliquent ainsi l'apparition de la poussée dans les différents organes : coryza, sécheresse de la gorge, bronchite, éruptions cutanées.

Dans tous les cas, cette action sur la circulation générale est des plus anodines, et il est probable qu'on doit plutôt rapporter tous ces phénomènes à l'élimination des principes contenus dans l'eau.

Peau. — C'est ce qui a lieu pour la peau. On a observé en effet à la Bourboule des troubles cutanés divers, prurit, miliaire, éruptions ortiées, papuleuses, vésiculeuses, et mêmes furonculeuses ; on cite même la lymphangite et les phlegmons. Les lésions cutanées subissent souvent au début de la cure une exacerbation. Enfin, le Dr Nicolas a signalé la coloration brune des ongles à leur base, qu'il considère comme un phénomène d'élimination.

Le docteur Vérité, qui a étudié les éruptions thermales à la Bourboule, les rapporte aux causes suivantes :

L'altitude, qui facilite les congestions périphériques, par suite de la diminution de la pression atmosphérique.

La thermalité, la cause la plus fréquente.

L'action pathogénétique des principes minéraux absorbés.

L'irritation directe de la peau par ces principes déposés sur la peau ou sur ses glandes, *action topique*.

L'hypersécrétion sudorale, par suite de l'excitation de la peau.

L'embarras gastrique.

Cet auteur ajoute :

« Les éruptions thermales par absorption sont rares. Elles ne doivent pas être considérées comme une preuve de saturation, mais d'électivité.

L'électivité, par rapport à la peau, n'a pas d'ordre hiérarchique. Son existence et son rang dans les actions médicamenteuses dépendent de l'idiosyncrasie du sujet. L'excitation et les éruptions thermales peuvent provoquer l'apparition de manifestations cutanées constitutionnelles.»

Il y aurait lieu peut-être de discuter ici la question de l'absorption des principes minéraux par la peau des baigneurs. L'on sait que la peau saine n'absorbe pas. Mais en est-il de même pour la peau d'individus porteurs de lésions étendues, et soumis en outre au traitement intensif des bains prolongés ? Il est probable que, dans ces cas, une petite quantité de principe minéral peut être absorbé.

INNERVATION. — Certains troubles nerveux, tels que l'insomnie, le malaise, l'inquiétude, l'énervement, le réveil de douleurs anciennes, que l'on a signalés au début de la cure, sont exceptionnels, et ne paraissent pas dus spécialement à l'usage de l'eau arsenicale.

SÉCRÉTION URINAIRE. — La plupart des auteurs, et en particulier le Dr Dauzat, admettent que l'eau de la Bourboule est légèrement diurétique.

Tel n'est pas l'avis de Danjoy, pour qui cette eau non seulement n'est pas diurétique, mais ferait même plutôt diminuer la quantité d'urine dans certains cas de polyurie. Elle serait moins diurétique que l'eau pure.

Sans vouloir absolument prendre parti dans le débat, vu le petit nombre de nos observations, nous nous rangerions plutôt à l'avis de ce dernier. L'eau de la Bourboule nous a paru plutôt diminuer la sécrétion urinaire.

Malgré cela, l'eau paraît augmenter la fréquence des envies d'uriner. Elle semble irriter les muqueuses vésicales et uréthrales. Dans quelques cas, on a vu un retour des cystites à l'état aigu, et même, quoique plus rarement, la réapparition d'anciens écoulements blennorrhagiques.

Nous avons même vu, dans le cas suivant, que nous citons cependant sous toute réserve, un écoulement uréthral accompagné de balano-posthite chez un enfant de cinq ans, sans que nous ayons pu lui découvrir d'autre cause que l'usage de l'eau, en boisson, ou en bains.

OBSERVATION.

G.., enfant de 5 ans, *traité par le Dr Noir*. Arrivé à la Bourboule sans accidents ni malaise contre-indiquant l'eau et les bains. Après deux bains et un quart de verre (50 gr.) d'eau par jour en boisson pendant 8 jours, douleurs uréthrales assez vives pour empêcher l'enfant d'uriner. Balano-posthite assez intense, accompagnée d'un écoulement purulent abondant. Cessation du traitement. Bains locaux avec le lait et lotion avec de l'eau boriquée. Disparition rapide des accidents.

Si réellement cet accident doit être imputé au traitement, nous pouvons dire que c'est le seul trouble que nous ayons observé, chez un baigneur, à la suite de l'usage de l'eau.

NUTRITION. — L'eau de la Bourboule modifie la nutrition d'une façon puissante, et cet effet paraît dû à l'arsenic qu'elle renferme. On connaît l'action puissante de ce corps sur la nutrition.

Mais tandis que Gaethgens, Kossel, Binz et Schulz admettent qu'il favorise la désassimilation et trouvent qu'à la suite de son emploi, l'urée augmente dans les urines, les auteurs français, Rabuteau, Lolliot, G. Sée, ainsi que Schmidt et Brettschneider en font plutôt un modérateur de la désassimilation. Il diminuerait les échanges et les oxydations, et ferait baisser le taux de l'urée.

L'eau de la Bourboule doit, à priori, avoir une action analogue.

Il ressort des recherches de Danjoy que l'usage de l'eau produit généralement une diminution de l'urée. M. Lécorché pense qu'elle doit diminuer l'urée et l'acide urique.

Pour le Dr Dauzat, elle ramène le chiffre de l'urée en plus ou en moins à la moyenne physiologique. Cet auteur a vu constamment une diminution de l'acide urique.

D'après plusieurs analyses de diabétiques, il nous a semblé que cette eau avait pour effet d'amener le lus souvent une diminution de l'urée.

L'eau de la Bourboule agit donc, comme un médicament modérateur de la désassimilation. Son action est comparable à celle que Lolliot attribue à l'arsenic.

Pendant mon séjour à la Bourboule, j'ai voulu me rendre compte de l'action du traitement à cette station.

J'ai pris des bains à 35° d'une demi-heure, pendant 4 jours, puis, pendant 5 jours, j'ai bu de l'eau minérale sans prendre de bains. Les résultats des deux modes de traitement m'ont paru un peu différents.

L'urée a été dosée avec l'uréomètre du docteur Robin. J'ai dosé également les chlorures et les phosphates, mais je n'ai pu faire, comme je l'aurais désiré, le dosage de l'acide urique, vu le manque de balance et d'étuve. Le régime alimentaire a été à peu près le même chaque jour ; la quantité de liquide ingéré, l'exercice physique, n'ont pas varié (1).

Je donne sous forme de tableau, le résultat de ces expériences.

L'on voit, d'après ce tableau que, dans le traitement thermal à la Bourboule, on doit distinguer l'action du bain et celle de l'eau prise en boisson.

Le bain paraît agir comme un bain chloruré sodique faible, et exciter la nutrition.

Il augmente l'urée, et légèrement les chlorures ; on note également une très légère diminution des phosphates.

L'eau prise en boisson a une action toute différente. Sous cette influence, on voit le taux de l'urée baisser d'une façon sensible. Il semble qu'il y ait aussi une légère diminution des phosphates et des chlorures. Elle agit donc en modérant la nutrition, en ralentissant le mouvement de désassimilation ; c'est la véritable médication arsenicale.

Il y aurait lieu, d'après cela, de se demander si l'on

(1) J'adresse ici tous mes remercîments à mon ami Vesignié qui a mis à mon service ses connaissances étendues en chimie biologique, et qui m'a aidé dans les calculs relatifs à ces analyses.

Dates	Réaction	Quantité	Densité	Urée par 24 h.	Phosphat. par 24 h.	Chlorur. par 24 h.	Poids	Pouls	Respiration	Température	OBSERVATIONS
				gr.	gr.	gr.	kg.				
4 août ..	acide	1300	1016	24.18	3.33	10 05	64.700	82	22	36.6 le matin	Avant tout traitement
5 août...	acide	1260	1018	25.23	2.76	13.49		82	23	36.5	Un bain à 35° d'une demi-heure
6 août...	acide	1160	1020	24.99	2.44	11.98		76	21	36.5	— — —
7 août...	acide	1500	1015	25.65	1.92	11.65		83	22	36.6	— — —
8 août...	acide	1250	1024	26.45	2.38	12.03		85	21	36.8	— — —
9 août...	acide	1170	1022	26.33	2.69	10.76	64.800	83	20	36.7	Pas de traitement
10 août...	acide	1250	1020	23.85	2.17	11.51		81	20	36.5	200 gr. d'eau en boisson
11 août...	acide	1370	1019	22.75	2.19	11.41		80	24	36.5	500 gr. d'eau
12 août...	acide	1500	1015	23.45	1.86	10.71		83	22	36.6	500 gr. d'eau
13 août...	acide	1700	1013	21.67	2.17	11.65		85	24	37	500 gr. d'eau
14 août...	acide	1250	1019	22.17	2 »	9.60		81	21	36.5'	500 gr. d'eau
15 août...	acide	1250	1016	21.87	2.75	7.43	64.700	82	20	36.5	Pas de traitement

doit ordonner indistinctement à tous les malades qui viennent à la Bourboule, les deux traitements, externe et interne.

Peut-être, chez certains diabétiques azoturiques, conviendrait-il de ne donner que l'eau en boisson, et de ne pas insister sur l'emploi des bains.

Au contraire, chez certains enfants strumeux, chez les sujets dont la nutrition a besoin d'être vivement relevée, peut-être vaudrait-il mieux se borner au traitement externe.

Mais c'est là une question délicate que je ne pose qu'avec la plus grande réserve.

Tout ce qui précède s'applique exclusivement à l'eau de Choussy-Perrière, que j'ai seule expérimentée.

INDICATIONS THÉRAPEUTIQUES DES EAUX DE LA BOURBOULE.

Si l'on étudie l'action thérapeutique du traitement à la Bourboule, on doit tenir compte de plusieurs facteurs.

Signalons d'abord l'*action locale* d'eau chargée d'arsenic sur certains organes (bains prolongés dans les dermatoses ; gargarismes, humage, dans les angines chroniques).

Les phénomènes d'*élimination* de cet agent après son absorption avec l'eau en boisson se rattachent à cet ordre de faits. Dans ce cas encore il agira sur la peau et les muqueuses, en les modifiant souvent dans un sens favorable. Ainsi modifiera-t-il aussi certaines bronchites. Il est vrai que, dans ce cas, on pourra invoquer son pouvoir antidyspnéique.

L'*altitude* aura aussi dans quelques cas une influence appréciable.

L'on ne doit pas négliger non plus celle de la *thermalité* des eaux, des pratiques hydrothérapiques employées à la station.

L'on ne peut nier leurs bons effets chez certains malades, surtout chez ceux qui sont atteints de rhumatisme chronique.

Enfin, c'est aux modifications que le traitement imprime à la *nutrition générale* que l'on doit des succès dans plusieurs maladies chroniques, comme l'anémie, le diabète, etc.

Le plus souvent, tous ces moyens d'action sont synergiques, et contribuent ensemble à l'amélioration de l'état morbide. Mais, d'après ce que nous avons vu, on doit parfois les distinguer. C'est ainsi que les bains d'eau minérale à 35° auront une action stimulante bien différente de l'eau employée exclusivement en boisson.

Passons maintenant en revue les diverses affections traitées à la Bourboule.

Lymphatisme, Scrofule.

On indique les eaux de la Bourboule dans le traitement des inflammations des muqueuses, des engorgements ganglionnaires qui surviennent chez les enfants chétifs.

Ces inflammations, si banales qu'elles soient, comme on le sait aujourd'hui, n'en sont pas moins inquiétantes par la lenteur de leur résolution, par la facilité de leurs récidives, et surtout parce qu'elles indiquent un terrain propice à l'évolution de la tuberculose.

On sait que la balnéation chlorurée sodique modifie avantageusement cette prédisposition. Aussi les enfants lymphatiques retireront-ils de grands bénéfices d'une cure à la Bourboule. Il faudra surtout insister sur le traitement par les bains qui agiront comme de véritables bains salés en stimulant leur nutrition.

Les pratiques hydrothérapiques, douches, massage, joueront aussi un rôle. Ajoutons à cela l'heureuse influence de l'altitude, du grand air, de l'exercice.

L'eau en boisson, dans ces cas, paraît très peu utile ; du reste, les médecins de la station la prescrivent en général aux enfants à doses très faibles.

En somme, le plus souvent, la Bourboule n'est utile aux enfants lymphatiques qu'à la façon d'une eau chlorurée sodique faible.

Il faut excepter les cas où les manifestations sur les muqueuses ou la peau sont très appréciables : eczéma, impetigo, rhinites, otites, blépharites, amygdalites chroniques. Dans ces cas, l'action favorable de l'arsenic se fera vivement sentir, soit par son élimination après absorption, soit par l'action locale directe de l'eau dans les différentes pratiques de la station (humage, inhalation, gargarismes, douche nasale et auriculaire).

Tuberculose ganglionnaire, osseuse, articulaire, cutanée.

L'eau de la Bourboule paraît donner des résultats favorables dans tous ces cas de tuberculose locale.

Au dire des médecins de la Bourboule, on a vu souvent des *adénites* volumineuses considérablement améliorées et souvent même guéries complètement à la suite du traitement.

Sans rechercher si, dans ces affections, une cure dans une station chlorurée-sodique ne serait pas mieux indiquée que le traitement de la Bourboule, on doit admettre que l'amélioration est réelle. Elle est due surtout à la balnéation et au traitement externe, plutôt qu'à l'usage de l'eau arsenicale en boisson.

Il paraît en être de même de la *tuberculose osseuse et articulaire*. Les jeunes sujets atteints de tumeurs blanches, d'ostéite tuberculeuse, de mal de Pott sont souvent très améliorés.

Dans ces cas, doit-on penser en outre à l'action spéciale de l'arsenic sur le tissu osseux ?

Giess a observé, en effet, dans ses expériences qu'à la suite de l'emploi de l'arsenic, les os des jeunes animaux devenaient plus longs et que leur accroissement était activé.

Quoiqu'il en soit, les médecins de la Bourboule citent tous des cas de guérison de lésions osseuses tuberculeuses. A l'hôpital de la Bourboule, M. Heultz obtient chaque année des résultats satisfaisants chez les petits malades qui lui sont confiés pendant quelque temps. Je me contenterai de résumer l'observation suivante due au docteur Noir. (La Bourboule. Recueil d'observations.)

OBSERVATION II. *Coxalgie.*

N..., 8 ans. Coxalgie droite. Flexion de la cuisse sur le bassin, ensellure, rotation du membre en dedans, douleurs vives, marche impossible. Le membre, redressé sous le chloroforme, est placé dans une gouttière pendant 2 mois. Pointes de feu ; huile de foie de morue, sirop d'iodure de fer. Au bout de ces deux mois, les douleurs sont moins vives ; mais l'empâtement persiste, ainsi que l'atrophie du membre. Mouvements spontanés impossibles. Comme il y a cependant un peu d'amélioration, l'enfant est envoyé à la Bourboule.

Au bout de deux saisons, l'état général est très amélioré ; le malade s'appuie sur sa jambe, très faible claudication.

Après une troisième cure, l'enfant peut marcher et même courir assez longtemps sans éprouver de fatigue.

Aujourd'hui, c'est-à-dire 7 ans après le début des accidents, le malade, guéri, fait presque disparaître en marchant la claudication qu'a laissée une aussi grave affection qui, grâce à la Bourboule, a eu une terminaison des plus heureuses.

Dans les cas de *lésions tuberculeuses cutanées*, l'eau de la Bourboule paraît avoir, outre ses autres propriétés, une action topique spéciale grâce à l'arsenic qu'elle renferme.

Lymphadénome.

On sait que l'emploi de l'arsenic a été vanté dans le traitement du lymphadénome. Plusieurs malades atteints de cette affection auraient été améliorés à la suite d'un séjour à la Bourboule.

Le docteur Olivier a bien voulu me remettre la note suivante sur un de ses malades :

OBSERVATION III.

M. X., 68 ans, arrive à la Bourboule le 1er juillet 1892.

Ce malade a eu les fièvres intermittentes en Afrique il y a 20 ans.

Il y a 2 ans, apparition de masses ganglionnaires dans le pli de l'aine, puis au cou et à l'aisselle.

A son arrivée, ces masses sont énormes ; mais, malgré quelques troubles urinaires dus à une hypertrophie de la prostate, et la pâleur du teint, l'état général est assez bon.

Après un traitement de 15 jours, les tumeurs ganglionnaires ont diminué de plus de moitié.

Dermatoses.

On connaît l'emploi fréquent de l'arsenic dans les dermatoses. Rien d'étonnant qu'on ait cherché à guérir ces maladies essentiellement chroniques par un traitement dans une station thermale, où, aux avantages de l'emploi facile de l'arsenic à l'intérieur, s'ajoutent ceux qui résultent d'une installation complète permettant de donner des bains arsenicaux prolongés.

En général, les eaux de la Bourboule ne sont indiquées que quand les maladies de la peau ont une marche chronique. Elles sont contre-indiquées, de l'avis de la plupart des médecins, lorsqu'elles présentent un certain degré d'acuité.

Elles réussissent également bien, que la lésion provienne d'un trouble nerveux, ou qu'elle soit sous la dépendance d'un mauvais état du tube digestif.

Le PSORIASIS est une des affections que l'on rend le plus souvent justiciables d'un traitement à la Bourboule.

L'URTICAIRE, l'ECZÉMA sec, les HYDROAS, le PITYRIASIS, l'ACNÉ, le SYCOSIS, le PRURIGO, le LICHEN, la FURONCULOSE, sont aussi souvent heureusement modifiés.

Le LUPUS, ainsi que l'a montré le docteur Dauzat, est très souvent amélioré.

Les docteurs Vérité et Riberolles m'ont dit avoir constaté les bons effets de l'eau minérale dans le traitement de la LÈPRE.

Le docteur Veyrières m'a raconté avoir obtenu, chez un enfant, la guérison d'une ICHTYOSE VRAIE. .

Mais ces derniers faits sont malheureusement fort rares.

Je cite quelques observations inédites de lésions cutanées améliorées ou guéries par le traitement à la Bourboule.

OBSERVATION IV. — *Pelade.* — *Guérison.*

(Communiquée par le docteur Olivier.)

M. X..., 34 ans, sujet de constitution faible, à nutrition languissante.

Pas de maladies antérieures, sauf des adénites cervicales à 8 ans, qui disparaissent avec l'âge.

Début il y a 8 ans, par une plaque décalvante, à la nuque, qui s'étend. La barbe est atteinte depuis 4 à 5 mois. Un peu de prurit à la figure. Santé générale bonne, sauf un peu de constipation. Arrive à la Bourboule le 9 juillet 1891. A ce moment, le malade, *qui n'a subi aucun traitement antérieur*, présente une plaque de pelade à la nuque de 4 cent. environ de diamètre et une autre à la région mentonnière.

Bains, pulvérisations prolongées (1 heure) sur les plaques. 3 verres d'eau de 200 grammes chacun à l'intérieur.

A la fin, grandes douches. Pas de modifications à la fin du traitement.

Rentré chez lui, le malade ne subit aucun traitement. Il boit seulement un peu d'eau minérale transportée (1 verre par jour) pendant les mois de novembre et décembre.

Les plaques disparaissent peu à peu ; les cheveux repoussent blancs, puis noirs.

En août 1892, le malade vient à la Bourboule absolument guéri.

OBSERVATION V. —*Eczéma squameux datant de 4 ans.* — *Guérison.*

(Communiquée par le Dʳ Gilchrist.)

Paul..., 52 ans, paysan du Cher. Bonne santé habituelle. Son affection date de 4 ans. A essayé nombre de pommades sans résultat. Vient à la Bourboule en juillet 1891.

Bains de 40 minutes. 2 à 3 verres d'eau par jour.

Amélioration non interrompue jusqu'à la fin d'une saison de 3 semaines.

Août 1892. Revient cette année. Dit qu'en revenant chez lui, l'éruption a disparu sans revenir pendant l'hiver. Au mois de juin, il a remarqué quelques légères plaques rouges sur les bras, avec démangeaisons, ce qui le décide à revenir faire une seconde saison à la Bourboule. Même traitement que l'année précédente. Au bout de 3 semaines, part complètement guéri.

OBSERVATION VI (Gilchrist). — *Prurigo d'Hebra. — Amélioration sensible.*

Joseph B..., 17 ans. Garçon ayant l'air assez bien portant. Souffre depuis plusieurs années d'une éruption sur les membres supérieur et inférieur du côté de l'extension, éruption accompagnée de démangeaisons incoercibles, surtout pendant la nuit et particulièrement pendant l'hiver. A fait une saison à la Bourboule il y a 3 ans, et a moins souffert depuis. Mais l'éruption a augmenté dernièrement. Lésions caractéristiques : papules, abrasions par suite de grattages, ganglions volumineux de l'aine. Ganglions tuméfiés, également dans les régions parotidienne et sous-maxillaire.

Traitement. Bains de 35° à 40°. 2 à 3 verres par jour d'eau en boisson.

Amélioration sensible à la fin de la saison de 91 ; peu de démangeaisons.

Août 1892. Revient cette année, ayant passé un bon hiver, la seule trace de son affection qu'il présente est une décoloration de la peau. Ganglions de l'aine très diminués de volume. Plus de démangeaisons.

Affections des voies respiratoires.

TUBERCULOSE PULMONAIRE. — Suivant G. Sée, l'arsenic agit dans la phtisie :

1° Par la modification qu'il imprime à la constitution des parenchymes ; il n'agit pas comme antibacillaire, mais, en fortifiant les tissus vivants, il retire au bacille son sol nutritif ; 2° par sa fonction d'épargne à l'aide de laquelle il améliore l'état général; 3° par son pouvoir antidyspnéique ; 4° par la dépression de la circulation..

Il est donc rationnel d'essayer les eaux de la Bourboule dans le traitement de la phtisie. Gueneau de Mussy les préconisait hautement. Les indications et les contre-indications qu'il pose sont celles qu'acceptent encore aujourd'hui les médecins de la station.

Il les a vues réussir dans certaines tuberculoses torpides, dans certaines adénopathies. Elles modifient heureusement les cas où l'élément catarrhal est accentué. C'est aussi ce qui explique leur action dans les pharyngites, les laryngites, le coryza chronique.

Tout en étant surtout indiquées dans les cas de tuberculose à marche lente, elles ne paraissent pas présenter des contre-indications aussi nombreuses que les eaux sulfureuses.

« Je crois, dit Gueneau de Mussy, que chez les sujets très nerveux, très excitables, chez lesquels un élément arthritique donne sa note au milieu de l'évolution tuberculeuse, l'eau de la Bourboule est préférable aux eaux sulfureuses. »

Cependant, en général, les malades qui offrent des phénomènes réactionnels accentués, ceux qui sont prédisposés aux congestions et aux hémoptysies ne doivent pas être envoyés à la Bourboule. De plus, dans les cas de phtisie, il faut tâter le terrain avec prudence, et diriger le traitement avec les soins les plus minutieux.

BRONCHITES CHRONIQUES. — Les mêmes indications et les mêmes contre-indications existent ici. L'eau de la Bourboule modifie heureusement les sécrétions des catarrheux, enraye chez eux le mouvement de désassimilation et agit aussi comme eupnéique. Dans ce cas, encore, il faudra veiller attentivement aux congestions qui pourraient se produire et ne pas hésiter à renvoyer de la station les sujets qui y seraient prédisposés. Ils trouveront au Mont-Dore un traitement savamment combiné qui leur rendra les plus grands services.

ASTHME. — On connaît les relations de l'asthme avec certaines lésions des fosses nasales, avec certaines dermatoses. L'arsenic agira donc dans ces cas directement sur la lésion causale. En outre, il modifiera les sécrétions, diminuera la dyspnée. Les asthmatiques feront donc avec avantage une cure à la Bourboule, mais il faudra chez eux examiner soigneusement le cœur et voir s'il ne présente pas des lésions trop avancées qui contre-indiqueraient tout traitement thermal.

Maladies des os et des articulations.

AFFECTIONS RHUMATISMALES. — Les eaux de la Bourboule donnent de bons résultats dans le rhumatisme chronique, et en particulier dans le rhumatisme noueux, ainsi que l'a montré le docteur Noir.

Gueneau de Mussy ordonnait du reste dans ces cas, outre l'arsenic à l'intérieur, des bains arsenicaux. L'eau de la Bourboule agira sur l'élément rhumatismal : 1° par sa thermalité et les pratiques hydrologiques employées à la station ; 2° comme modificateur de la nutrition.

Il faudra prendre soin de ne donner le traitement que dans les phases d'accalmie, car il risquerait d'augmenter les douleurs.

GOUTTE. — Les eaux, diminuant l'urée et l'acide urique, rendraient peut-être quelques services aux goutteux, à condition qu'on fût très sobre du traitement externe et qu'on les donnât dans l'intervalle des crises.

RACHITISME. — On connaît l'influence des bains salés sur la marche de cette affection. Le traitement à la Bourboule remplira cette indication. Ici encore, on doit tenir compte de l'altitude, de la radiation solaire, du changement de climat. Faut-il encore rappeler l'action favorable que l'arsenic exercerait, d'après Giess, sur le tissu osseux ?

Maladies de l'estomac.

Généralement, l'on n'envoie pas les dyspeptiques à la Bourboule. Toutefois, si l'on considère que l'eau de cette station contient du bicarbonate de soude à petite dose, un peu de chlorure de sodium et de l'arsenic, principes éminemment eupeptiques, on comprendra que l'on doive, dans certains cas, obtenir des succès en l'employant. Elle paraîtrait, à priori, convenir surtout dans les cas d'*hypochlorhydrie*. Si l'on ajoute à cela l'action stimulante exercée par les bains sur la nutrition, l'on voit qu'elle pourra rendre des services dans quelques états dyspeptiques, principalement chez les sujets nerveux et chez les femmes.

Nous citons, dans les deux notes qui suivent, deux cas améliorés par l'emploi de l'eau de la Bourboule.

OBSERVATION VII.

(Communiquée par le Dr Meneau.)

Mme X., 41 ans. Femme très fatiguée : a eu plusieurs couches difficiles. Débilité générale. Dyspepsie atonique avec dilatation de l'estomac. Pas de vomissements. Constipation habituelle. Douleurs à peu près continuelles un peu calmées après l'ingestion des aliments.

A fait une saison à Néris, mais sans succès ; n'a pu y supporter le lavage de l'estomac.

Première saison à la Bourboule en juillet 1891. Un verre d'eau de 200 gr. en 3 fois par jour. Bains et douches. Régime sec, poudre de viande. Amélioration à la fin de la saison.

Deuxième saison en 1892. L'état général est meilleur ; mais les douleurs ont persisté et l'hiver a été pénible. La malade se plaint actuellement d'une douleur xiphoïdienne et rachidienne. Un verre d'eau en 2 fois par jour. Aux repas, eau de la source Clémence. Bains à 35°. A la fin de la saison, la malade se trouve beaucoup mieux. Les douleurs ont disparu ; l'appétit est parfait.

Observation VIII.

(Communiquée par le Dr Noir).

M. M., notaire. Herpétisme : calvitie précoce. Quelques poussées acnéiformes insignifiantes. *Dyspepsie très sérieuse*. Anorexie ; digestions difficiles.

Une première cure en 1889 est suivie d'une amélioration sensible.

Une deuxième en 1890 est suivie de la disparition complète des accidents dyspeptiques qui n'ont pas reparu. On redoutait le traitement arsenical, les eaux de Vichy n'ayant pas donné de résultat. Le traitement de la Bourboule, boissons, bains en douches, lui fut administré avec le plus grand succès.

Paludisme.

D'après Fowler et Boudin, l'arsenic est employé dans les fièvres intermittentes. Une ancienne source de la Bourboule, la *source des Fièvres*, témoigne de la confiance que, depuis longtemps, les habitants du pays avaient en cette médication.

Toutefois, chez les paludiques que l'on envoie à la Bourboule, il faut surveiller attentivement l'état du foie et ne conduire le traitement qu'avec les plus grands ménagements.

Syphilis.

Quelques médecins ont conseillé le traitement à la Bourboule dans les cas de syphilis ancienne, mais seulement, bien entendu, comme corollaire du traitement spécifique.

Obésité.

On a parlé également de la Bourboule dans les cas d'obésité, mais jusqu'ici les faits paraissent très peu démonstratifs.

Maladies nerveuses.

Sans parler ici spécialement de la chorée, affection pour laquelle l'arsenic a été depuis longtemps recommandé, on peut admettre que le traitement à la Bourboule sera utilisé souvent avec succès dans plusieurs affections du système nerveux.

Les troubles nerveux résultant d'une désassimilation excessive, le surmenage, la neurasthénie, seront favorablement influencés par l'usage de l'eau minérale en boisson qui retardera le mouvement de dénutrition. De plus, comme, à la suite de son emploi, on note dans les urines une légère diminution des phosphates, et que l'on connaît le rôle de ces derniers dans la nutrition du système nerveux, on permettra ainsi à la substance nerveuse de réparer ses forces. Ajoutons à cela l'action favorable et sédative des douches, de l'exercice, du changement de climat, et l'on comprendra facilement que, dans tous ces cas, l'on puisse obtenir des améliorations notables.

Maladies des femmes.

C'est de même, surtout en modifiant l'état général, que les eaux rendront des services dans les cas d'affections de l'utérus et de ses annexes. Toutefois, il faut ici mettre encore en ligne de compte l'action spéciale des bains arsenicaux sur ces organes.

Anémie.

Certaines anémies, sur lesquelles la médication ferrugineuse n'a eu aucune action, sont heureusement modifiées par l'emploi de l'arsenic. M. A. Robin a montré que l'on devait rendre justiciables du fer les anémiques qui ont des échanges azotés et une oxydation amoindrie, tandis que ceux dont les échanges et les oxydations azotés sont augmentés, doivent être traités par l'arsenic.

Si l'on envoie des anémiques à la Bourboule, on devra donc tout d'abord étudier l'état de leur nutrition. Si l'on a affaire à des sujets de la seconde catégorie, l'on pourra leur faire boire de l'eau minérale à dose sérieuse, mais ne pas insister sur la balnéation. Au contraire, si ce sont des anémiques à échanges et oxydations amoindris, il faudrait se borner aux pratiques hydrothérapiques.

Diabète.

Comme l'a montré M. A. Robin, « il existe chez le diabétique non seulement une exagération de tous les actes de la nutrition générale, mais encore une suractivité spéciale de certains organes, au premier rang desquels figurent le foie et le système nerveux ».

L'arsenic, qui réduit les oxydations générales, et les mutations azotées et phosphorées, sera donc un médicament parfaitement indiqué chez les diabétiques.

Depuis longtemps, du reste, les médecins l'ont employé. Berndt l'essaye dès 1834. Depuis, Owen Rees, Devergie et Foville, Marvaud, Gubler, Proust, Lécorché, Jaccoud, le préconisent.

Les recherches expérimentales de Saikowski, Frerichs, Quinquaud, Longevialle, montrent qu'il doit avoir une action réelle dans la glycosurie et le diabète.

Les eaux de la Bourboule, si riches en arsenic, devaient donc forcément être mises à contribution par le traitement de ces maladies.

Aussi Danjoy, dans une communication à la Société d'hydrologie en 1877, appelle sur ce point l'attention des médecins et rapporte plusieurs observations de diabétiques améliorés par un traitement à la Bourboule.

En 1889, dans un nouveau travail, il confirme ses conclusions précédentes.

De la lecture de son mémoire, il ressort que l'eau de la Bourboule, même quand les malades font usage d'eau transportée, diminue généralement le sucre et l'urée ; il y aurait amélioration surtout chez les diabétiques azoturiques.

Quant à l'albumine, qu'il aurait constatée chez une dizaine de diabétiques, elle aurait diminué 6 fois, augmenté une fois, et serait restée 3 fois stationnaire.

On s'accorde avec lui et avec Lécorché, à adresser à Vichy ou Vals, qui produisent une modification plus complète, les diabétiques valides chez lesquels l'équilibre s'est maintenu, mais à réclamer pour la Bourboule les malades qui ne retirent plus de bénéfice d'une cure à Vichy, ceux qui présentent de l'azoturie sans polyphagie, indice d'une dénutrition profonde, et enfin ceux qui sont en voie de déchéance et ont besoin d'un traitement réparateur.

On comprend bien que dans les deux premières catégories de ces malades, l'eau enraye le mouvement de dénutrition et modère la désassimilation excessive des diabétiques. Dans le dernier cas, chez ceux qui sont à la période de déchéance, à quoi doit-on attribuer les bons effets de l'eau de la Bourboule ?

Est-ce à la présence du chlorure de sodium dans cette eau ? Il est probable que l'on doit plutôt penser à l'action du traitement externe. Et il me semble que si, chez les premiers, on peut se borner à l'usage de l'eau en boisson, chez les malades affaiblis, chez ceux dont la nutrition fléchit, la balnéation sera plutôt indiquée.

Signalons aussi l'heureuse modification que le traitement arsenical apportera aux complications sur la peau ou les muqueuses, si fréquentes chez les diabétiques.

Le Dr Eymery a montré les résultats favorables que l'on obtient dans les cas de diabète compliqués de tuberculose pulmonaire.

La lecture de plusieurs analyses d'urines de diabétiques, que j'ai pu me procurer pendant mon séjour à la Bourboule, m'a paru confirmer pleinement les observations de M. Danjoy. J'ai noté presque toujours une diminution de l'urée et du sucre ; souvent au milieu du traitement la diminution était plus accusée qu'à la fin où l'urée et le sucre avaient une légère tendance à augmenter. Dans quelques cas même où il n'y avait pas de diminution finale, on en observait une très marquée au milieu du traitement. Souvent aussi j'ai pu constater une légère amélioration chez les diabétiques albuminuriques. Je rapporte ici une observation de glycosurie due à l'obligeance du D‌^r Gilchrist, traitée à Londres par l'eau transportée.

Beaucoup de notes très concluantes m'ont été communiquées par les docteurs Morin et Eymery, accompagnées des analyses de M. Lafon. Les limites de ce travail ne me permettent pas de les rapporter ici.

OBSERVATION VIII.

Diabète traité par les eaux de la Bourboule.

A. E., veuve, âgée de 64 ans, admise à l'hôpital de Saint-Marys, à Londres, pour prurit vulvaire.

Antécédents. — Coliques hépatiques deux ans auparavant, accompagnées d'ictère. Depuis ce temps, perte des forces et soif ardente. Peu d'appétit. Polyurie, surtout pendant la nuit. Eczéma et furoncles depuis un an. Prurit depuis deux mois.

Etat à son admission le 3 oct. 1891 : Vieille femme grasse. Eczéma du front : vulvite ; grandes et petites lèvres d'un rouge foncé ; lésions de grattage ; croûtes, poils du pubis arrachés ; furoncles multiples.

Cœur normal. Aux poumons, signes de bronchite chronique et d'emphysème. Langue sèche, aspect de viande crue. Peu d'appétit, constipation opiniâtre, mais pas de dyspepsie. Point de réflexe rotulien.

Urine 2.100 gr. en 24 h., densité 1,037. Sucre 5,2 %. Poids de la malade 151 1/2 livres anglaises.

Progrès de la maladie. Octobre 3-6. Pendant les trois premiers jours, aucun traitement, sauf pour le prurit ; l'urine contient comme moyenne de sucre 5,1 %, poids spécifique, 1037. Quantité variable.

Oct. 6-12. — La malade est soumise à un régime partiel, c'est à-dire on lui donne du pain et du beurre, mais on lui interdit le sucre, les pommes de terre et les « puddings » farineux. Le sucre, pendant la semaine suivante, donne une moyenne de 6,3 % ; urée 2 % ; p. s. 1.037.

Oct. 13-19. — Au bout de 7 jours, on la soumet à un *régime sévère*. Pendant la semaine qui suit, sucre, moyenne 4,2 %. P. s. 1.031.

Oct. 20. — On lui donne, pour la première fois, de l'eau de la Bourboule, 300 gr. en 24 h.

Le jour suivant, le sucre tombe à 2 pour 100. P. s. 1,027.

Oct. 20-24. — Moyenne de sucre 2, 3 %. P. s. 1,026.

Oct. 25. — Eau de la Bourboule augmentée jusqu'à 600 gr.

Le jour suivant, la quantité de sucre tombe à 1,4 %. P. s. 1,022.

Nov. 1. — La malade pèse 155 livres. Urine 600 gr. Sucre 0,8 %. P. s. 1,016.

Nov. 1-9. — Amélioration rapide. La malade se lève tous les jours. Le 9, on lui donne du pain et du beurre, car le pain de gluten est en train de lui détruire les quelques dents qui lui restent. Le sucre diminue toujours rapidement.

Nov. 12. — On ne trouve plus de sucre. P. s. 1,019.

Nov. 15. — A eu des vomissements. On supprime l'eau de la Bourboule. Un peu de bronchite.

Nov. 19. — Exeat. Guérie : point de sucre depuis le 12 nov. La bronchite va mieux ; les réflexes rotuliens ont reparu. Pas de démangeaisons ; pas d'éruptions. Langue humide ; la soif a disparu. La malade a repris des forces. On lui prescrit une potion à prendre trois fois par jour : trois gouttes de liqueur de Fowler dans 30 gr. d'eau chaque fois.

Elle revient à l'hôpital un mois plus tard.

Elle s'est très bien portée dans l'intervalle. L'urine qu'elle apporte ne contient pas de sucre ; pas de polyurie.

Pendant tout ce temps, on ne lui a point donné de médicaments (sauf à deux reprises dix gouttes de laudanum), le traitement se bornant d'abord au régime, puis à l'eau de la Bourboule. On peut voir qu'il y a eu six séries d'observations, c'est-à-dire :

Oct. 3-6. — Aucun traitement.

6-12. — Régime modéré. Aucune amélioration.

13-19. — Régime complet. Très peu d'amélioration.

21 *Nov.* 9. — Régime complet et eau de la Bourboule. Grande amélioration.

Nov. 9-15. — Régime modéré et eau de la Bourboule. L'amélioration continue.

15-19. — Régime modéré et pas d'eau de la Bourboule. L'amélioration persiste.

On a voulu faire un essai impartial des eaux de la Bourboule.

La malade n'a pris de cette eau que pendant 26 jours, ce qui a suffi pour réduire le sucre de 5,2 pour 100 à 0, le 23e jour. Il n'a pas reparu depuis.

L. C. Partchurst, House physician.
(Saint-Marys Hospital, London, traduction Gilchrist).

CONTRE-INDICATIONS

On s'accorde en général à reconnaître que la susceptibilité du *foie* est une contre-indication formelle du traitement à la Bourboule. Chez tous les sujets prédisposés aux congestions de cet organe, l'on ne devra ordonner les eaux qu'avec la plus grande prudence.

Il en sera de même pour les malades chez qui l'on redouterait une poussée *congestive* du côté des *poumons*, chez ceux qui ont eu des hémoptysies.

Les maladies organiques du cœur et des gros vaisseaux doivent en général éloigner de l'esprit du médecin l'idée de tout traitement thermal, bien que certains auteurs aient fait de l'arsenic une sorte de tonique du cœur.

En général, toutes les affections à leur période d'acuité ne pourront être traitées dans une station thermale.

Signalons les cas où l'arsenic ne serait pas bien supporté par les voies digestives. Dans ce cas, l'on pourrait user de divers artifices : donner les eaux à très faibles doses, les couper avec une eau gazeuse.

Chez les sujets, ayant une prédisposition individuelle toute spéciale, qui ne peuvent supporter l'arsenic sans accident, on doit interrompre le traitement.

Enfin, dans tous les cas où l'on observera une diminution des échanges azotés et des oxydations, il faudra s'abstenir de l'usage de l'eau de la Bourboule, ou tout au moins ne donner que le traitement externe.

CONCLUSIONS

I. L'eau de la Bourboule doit être rangée dans la classe des eaux *arsenicales*.

II. Les symptômes divers dus à son emploi et que l'on a décrits sous le nom de poussée, troubles digestifs, nerveux, respiratoires, cutanés, sont exceptionnels, et l'on a beaucoup exagéré leur fréquence.

III. Au point de vue de *l'action physiologique de l'eau sur la nutrition*, l'on doit distinguer deux cas :

Prise en *boisson*, elle agit comme l'arsenic absorbé à l'intérieur. Elle n'est pas diurétique, comme certains auteurs l'ont avancé ; elle fait baisser le taux de l'urée, des phosphates et des chlorures ; elle modère donc le mouvement de désassimilation.

Employée en *bains*, elle augmente l'urée et les chlorures ; elle paraît donc, au contraire, surexciter la nutrition. Elle agirait donc, dans ce cas, surtout comme une eau chlorurée sodique.

De là certaines indications pour le traitement à suivre, bains ou boissons, suivant l'état de la nutrition.

IV. L'eau de la Bourboule est indiquée dans la *scrofule et les tuberculoses locales, osseuse, articulaire, cutanée*, etc. Elle paraît agir surtout, dans ces cas, comme eau chlorurée sodique et par la balnéation, sauf dans les cas où ces lésions se portent sur la peau ou les muqueuses, organes sur lesquels l'arsenic a une action spéciale.

V. Aussi son emploi dans les *dermatoses* est-il admis par tous les médecins.

VI. Elle rend également de grands services dans les *maladies des voies respiratoires*, tuberculose pulmonaire, asthme, bronchite chronique, à condition que les malades ne soient pas trop sujets aux congestions ; même dans ces cas, elle est mieux tolérée que les eaux sulfureuses.

VII. Dans les *maladies rhumatismales*, elle agit surtout par sa thermalité et par les pratiques hydrologiques.

VIII. Elle paraît modifier heureusement certaines *dyspepsies* par l'arsenic, le bicarbonate de soude et le chlorure de sodium qu'elle renferme.

IX. Signalons ses indications dans certaines affections, où elle n'agit que comme complément d'un traitement plus actif : *syphilis, paludisme, maladies nerveuses, maladies des femmes.*

X. Elle convient surtout aux *anémiques* dont les échanges et les oxydations sont augmentés ; dans le cas où il y a diminution de ces échanges et de ces oxydations, on doit recourir surtout au traitement externe.

XI. Chez les *diabétiques*, principalement chez les diabétiques *azoturiques*, ou chez ceux qui ne retirent plus aucun bénéfice d'un traitement à Vichy ou Vals, une cure à la Bourboule constituera une médication des plus utiles.

XII. Ces eaux sont *contre-indiquées* dans les cas où l'on redouterait des congestions du côté du foie ou des poumons, dans les maladies organiques du cœur ou des gros vaisseaux, dans les affections à leur période d'acuité, dans les cas où l'on observe un ralentissement de la nutrition, indiqué par une diminution notable des échanges azotés et des oxydations.

XIII. L'eau des nouvelles sources, Clémence, Henry, Marie-Rose, jusqu'ici employée exclusivement en boisson, paraît convenir, comme l'eau de Fenestre, dans les cas où l'on veut faire absorber de très faibles doses d'arsenic ; grâce à sa basse température et à l'acide carbonique qu'elle contient, elle peut être utilisée dans les dyspepsies et convient comme eau de table.

RENSEIGNEMENTS BIBLIOGRAPHIQUES

CHATEAU. — Indications et contre-indications des eaux de la Bourboule.

CLÉRAULT. — La Bourboule, ses eaux minérales, leurs applications. (Th. 1877.)

DAUZAT. — Traitement du lupus par les eaux de la Bourboule. (*Echo médical de la Bourboule*, 1887.)
Guide médical à la Bourboule.

DANJOY. — *Annales de la Société d'hydrologie*, 1877.
La cure du diabète à la Bourboule, 1889.

EYMERY. — De l'emploi des eaux de la Bourboule dans quelques cas de diabète compliqués de tuberculose pulmonaire. (*Echo médical de la Bourboule*, 1887.)

ESCOT. — Notice médicale sur la Bourboule, 1876.
Recherches thérapeutiques sur la Bourboule, 1877.

GILCHRIST. — The arsenical springs of la Bourboule. (*The Climatologist*, February 1892.)

PEIRONNEL. — La Bourboule, sa station thermale, ses eaux minérales et son établissement (1865). (*Ann. de la Soc. d'Hydrologie*, 1863.)

NOIR. — Traitement du rhumatisme noueux par les eaux de la Bourboule.
Recueil d'observations et de réflexions médicales sur les propriétés thérapeutiques des eaux de la Bourboule, 1887.

NICOLLAS. — La Bourboule actuelle.

NOTHNAGEL ET ROSSBACH. — Thérapeutique.

QUINQUAUD. — Action de l'arsenic dans le diabète artificiel et dans le diabète spontané. (*Bull. gén. de Thérapeut.*, 1885.)

A. ROBIN. — La balnéation chlorurée sodique. (*Archives générales d'Hydrologie*, 1892.)
Physiol. pathol. et indicat. thérap. du diabète sucré. (*Bulletin de l'Académie de médecine*, 1889.)

VÉRITÉ. — Note sur le traitement de l'eczéma et du psoriasis aux eaux de la Bourboule. (*Ann. de la Société d'Hydrologie*, 1875.)
Le psoriasis herpétique aux eaux de la Bourboule. (Id., 1876.)
Note sur les éruptions thermales à la Bourboule, 1877.

Imprimerie DAIX Frères, 3, place Saint-André, à Clermont (P.-de-D.).